CONSTITUTION MÉDICALE

DE CANNES

Pendant l'année 1880-1881

PAR

LE DOCTEUR BERNARD, DE CANNES

Médecin de la Douane ;
Médecin Inspecteur du canton de Cannes
pour le service de la protection des Enfants en bas-âge ;
Membre de la Société de Médecine publique de Paris,
de la Société française d'Hygiène, etc.
Vice-Président et Médecin de la Société italienne de Bienfaisance
de Cannes
Vice-Consul des Pays-Bas ; etc,, etc,

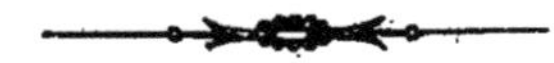

Extrait du *Moniteur de la Policlinique*, n°° 3, 16, 29 et 42 de 1881,

CANNES

IMPRIMERIE ADMINISTRATIVE & COMMERCIALE L. VINCENT

13, Rue d'Antibes, 13

—

1881

CONSTITUTION MÉDICALE

DE

CANNES

PENDANT L'ANNÉE 1880-81

— — —

(Lettres adressées au directeur du *Moniteur de la policlinique*)

— — —

4ᵐᵉ TRIMESTRE DE 1880.

———

Cannes, 1ᵉʳ janvier 1881.

Monsieur le Directeur,

La première et la meilleure façon de répondre à votre appel et de donner à vos lecteurs un aperçu aussi juste que possible sur la constitution médicale d'un pays me paraît être l'examen des causes de mort dans ce pays-là.

Je vous envoie donc ci-dessous et pour le trimestre qui vient de s'écouler le relevé mensuel de ces causes à Cannes.

Les phénomènes atmosphériques jouant un rôle aussi incontestable qu'incontesté dans la production des maladies et dans leur marche, je crois utile de faire précéder mon tableau de la mortalité d'un résumé météorologique dressé d'après les relevés consignés dans le *Républicain*, journal de Cannes, d'après les tableaux de l'*Indicateur de Cannes* (Dʳ de Valcourt), d'après les données, approximatives pour Cannes, du *Bulletin international du bureau central météorologique de France*, enfin d'après mes observations personnelles :

Météorologie.

	Oct.	Nov.	Déc.	
Moyenne thermo-métrique	19°2	14°	13°3	Moyenne du trimestre : 15°5.
Moyenne baromé-trique.	761,4	762,7	765,5	Moyenne du trimestre : 763,2.
Vents domi-nants et nombre de jours pen-dant les-quels ils ont régné. — N . .	»	6	4	10
N-E .	5	2	2	9
E . .	4	6	5	15
S-E .	12	7	3	22
S . .	»	»	»	»
S-O .	»	1	1	2
O . .	2	1	3	6
N-O .	8	7	13	28
Etat du ciel. — Complétement couvert . . .	3	2	3	8
Brumeux .	5	1	3	9
Beau . . .	9	11	7	27
Très-beau .	14	16	18	48
Quantité de pluie.	15	104	2	Tot. du trim. : 121^{mm}

Totaux du trim. (vents) ; Totaux du trim. (état du ciel).

Mortalité.

	Oct.	Nov.	Déc.	Total	Etrang. (1)	Gens du pays.
MALADIES MIASMATIQUES ET ÉPIDÉMIQUES						
Diphtérite et croup . .	2	2	1	5	0	5
Coqueluche	2	0	0	2	0	2
Fièvre typhoïde . . .	1	3	1	5	0	5
MALADIES SAISONNIÈRES						
Apoplexie cérébrable. .	3	2	1	6	2	4
Pneumonie	1	1	2	4	0	4
Pleurésie.	0	1	1	2	0	2
Catarrhes	2	1	1	4	0	4
Affections du cœur et anévrysmes	3	2	2	7	0	7
Eutérite et diarrhée . .	9	5	3	17	1	16
Affections du foie. . .	1	1	0	2	0	2
MALADIES TUBERCULEUSES						
Phthisie pulmonaire. .	6	10	12	28	16	12

(1) Personnes venues à Cannes pour raison de santé,

	Oct.	Nov.	Déc.	Total	Etrang.	Gens du pays.
Diarrhée tuberculeuse	0	0	1	1	1	0
Tubercules des os	0	0	1	1	0	1
MALADIES DIVERSES						
Sénilité	1	1	1	3	0	3
Eclampsie infantile	1	3	2	6	0	6
Athrepsie et vices de con-formation	0	3	2	5	0	5
Suites de couches (1)	1	0	0	1	0	1
Albuminurie	0	1	0	1	0	1
Cancers	2	1	0	3	0	3
Syphilis constitutionn[lle]	0	1	0	1	0	1
Chûtes, fractures, etc	1	0	1	2	0	2
Causes diverses (2)	0	2	3	5	3	2
Causes indéterminées morts-nés, etc	»	»	»	18	»	»
Totaux	36	40	35	129	23	88

Dans le total d'environ 500 malades que j'ai vus dans ma clientèle pendant ce trimestre, j'ai rencontré les maladies les plus diverses, mais aucune ne présentant un caractère épidémique, sauf peut-être la *coqueluche*. Les enfants atteints de cette maladie ont été et sont encore très-nombreux, mais deux décès seulement sont dûs à cette cause ; il est à remarquer qu'ils se sont produits pendant le mois le plus chaud du trimestre. Cette innocuité relative de la coqueluche est dûe peut-être à la beauté de l'atmosphère pendant les trois mois qui viennent de s'écouler et à la faculté qu'on a de pouvoir faire sortir les enfants presque tous les jours.

Ce qui ressort surtout de ce tableau de la mortalité à Cannes pendant une période de trois mois, c'est la rareté des affections aigues des organes respiratoires. Sur un total de 129 décès, ~~dix~~ *dix* seulement sont dûs à des *pneumonies* ou à des *pleurésies*. Cette rareté, dont nous sommes évidemment redevables à l'absence de froid, n'est pas exceptionnelle et je l'avais déjà remarquée depuis longtemps.

Les quatre cas de décès rapportés à des *catarrhes* se sont produits chez des vieillards.

1) Hémorrhagie. — (2) Ileus, delirium tremens, retrècissement œsopha(igen, suicide et péritonite.

Les affections aigues du tube intestinal rangées sous la dénomination générale d'*entérite* vont en diminuant de frequence et de gravité à mesure que la température s'abaisse. En juillet et en août 1880, la moitié des décès se produisait ici chez des enfants âgés de moins de deux ans, et presque tous étaient dûs à ce genre d'affections : à cette époque, c'est-à-dire au moment des fortes chaleurs, l'enté-rite causait au moins le tiers des morts ; en octobre elle n'en cause que le quart, en novembre le huitième et en décem-bre le douzième : la relation entre ces trois dernières pro-portions, qui sont entre elles comme 3, 2 et 1 et qui sont à peu près inversement proportionnelles à la hauteur ther-mométrique à quelque chose de véritablement remarquable. Les affections aigues du tube intestinal sont, du reste, les plus communes à Cannes ; ce sont les causes de mort les plus actives que nous avons ; elles frappent, avec plus ou moins de gravité, les gens du pays aussi bien que les étran-gers et j'ai, encore une fois, constaté cette année, chez la plupart de ceux de nos hôtes d'hiver que j'ai été appelé à voir, que bien peu d'entre eux échappent à un peu de diarrhée et à une légère congestion du foie, sans gravité aucune, il est vrai, pendant les premiers jours de leur séjour ici.

Hâtons-nous de dire, puisque nous venons d'écrire le mot de foie que les affections graves de cet organe sont ce-pendant très-rares à Cannes et qu'elles l'ont été surtout pendant le dernier trimestre.

La maladie qui semble devoir causer le plus de morts ici est la *phthisie pulmonaire*, mais il faut remarquer que c'est surtout pour la phthisie qu'on vient passer l'hiver dans nos villes de soleil et que beaucoup plus de la moitié de nos décès, attribués à cette cause, se sont produits chez des étrangers venus à Cannes pour leur santé. Je crois, en passant, pouvoir affirmer que la phthisie pulmonaire est relativement très-rare à Cannes : c'est ainsi que les 12 décès que je range, sous ce titre, dans la colonne des gens du pays, se sont présentés chez des italiens misérables ou chez des personnes venues de divers points de la Provence :

aucun d'eux ne s'est, pendant ce trimestre, présenté chez un malade qui fût ancien habitant et originaire de Cannes.

Veuillez agréer, etc.

Dr BERNARD, de Cannes.

1er TRIMESTRE DE 1881.

Cannes, 1er avril 1881.

Monsieur le Directeur,

A la fin du trimestre dernier, et pour vous donner une idée de la constitution médicale de Cannes, je vous ai envoyé le tableau de la mortalité ici pendant ce trimestre. J'ai remarqué, pendant les trois derniers mois que certaines·maladies ne donnent lieu à aucun décès et qu'elles jouent cependant un très-grand rôle dans l'état sanitaire de notre contrée. La mortalité n'est donc pas un élément suffisant pour indiquer la constitution médicale d'un pays; il faudrait pouvoir y joindre le relevé des maladies qui se sont présentées et qui ne se sont pas terminées par la mort: malheureusement cette addition est presque impossible dans une ville comme la nôtre où exercent plus ou moins une trentaine de médecins. Tout ce que je peux faire, c'est d'ajouter à mon tableau de la mortalité et sous la rubrique : *morbidité*, le tableau des maladies que j'ai observées moi-même : ces chiffres ajouteront toujours un élément de plus du tableau que j'essaie de vous tracer.

Météorologie.

	Janv.	Fév.	Mars		
Moyenne thermométrique. . . .	7,4	10,3	13,4		Moyenne du trimestre : 10°,3.
Moyenne barométrique.	758,1	760,5	762,1		Moyenne du trimestre : 760,2.
Vents dominants et nombre de jours pendant lesquels ils ont régné <N . .	5	2	7	14	
N-E .	4	8	1	13	
E. . .	6	3	7	16	
S-E. .	5	0	4	9	
S. . .	1	0	2	3	Totaux du trim.
S-O. .	2	1	2	5	
O. . .	5	6	8	19	
N-O .	3	3	0	6	
calme	0	5	0	5	

		Janv.	Fév.	Mars		
Etat du ciel.	Complétem^t couvert. .	8	4	3	15	Totaux du trim.
	Brumeux. .	7	2	1	10	
	Beau	2	0	3	5	
	Très beau. .	14	22	24	60	
Quantité de pluie.		69	17	13	Tot. du trim. : 99^{mm}.	

Mortalité.

	Jan.	Fév.	Mars.	Total	Etr^{ers}	Gens du pays.	Morbidité
MALADIES MIASMATIQUES ET ÉPIDÉMIQUES							
Diphtérite et croup. . .	0	0	1	1	0	1	0
Coqueluche	1	1	1	3	0	3	9
Fièvre typhoïde	1	3	3	7	0	7	0
Varioloïde.	0	0	0	0	0	0	1
MALADIES SAISONNIÈRES							
Apoplexie cérébrale. . .	6	5	3	14	0	14	3
Pneumonie	1	0	1	2	0	2	9
Pleurésie	0	1	1	2	0	2	2
Catarrhes, bronchites. .	4	2	4	10	2	8	58
Affections du cœur, anevrysmes.	2	4	2	8	3	5	8
Eutérite , dyssenterie . diarrhée.	2	4	4	10	0	10	19
Affections du foie. . . .	0	1	1	2	0	2	5
Embarras gastrique, état muqueux	0 / 0	0	0	0	0	0	41
Affections de l'estomac .	0	0	0	0	0	0	31
Fièvre intermittente. .	0	0	0	0	0	0	7
Céphalalgie indéterminée	0	0	0	0	0	0	8
Rhumatisme.	0	0	0	0	0	0	19
Meningite.	3	2	1	6	0	6	1
Angine	0	1	1	2	0	2	5
MALADIES TUBERCULEUSES							
Phthisie pulmonaire . .	27	10	24	61	36	25	43
Diarrhée tuberculeuse .	0	0	3	3	0	3	1
Meningite tuberculeuse.	0	1	0	1	0	1	0
MALADIES DIVERSES							
Sénilité	3	2	1	6	0	6	0

	Jan.	Fév.	Mars.	Total	Etr^gers	Gens du pays.	Mor-bidité
Eclampsie	2	0	3	5	0	5	2
Athrepsie et vices de con-formation	5	3	1	9	0	9	14
Suites de couches et ma-ladies de femmes. . .	1	0	1	2	0	2	22
Albuminurie.	1	1	1	3	0	3	1
Cancers	2	0	1	3	0	3	5
Syphilis et maladies vé-nériennes	0	0	1	1	0	1	25
Fractur^s, contusions,etc	3	1	1	5	0	5	10
Scrofule.	0	0	0	0	0	0	21
Adénites diverses. . . .	0	0	0	0	0	0	12
Maladies de peau. . . .	0	0	0	0	0	0	15
Anémie	3	2	3	8	0	8	8
Affections chirurgicales.	0	0	0	0	0	0	52
Causes diverses (1). . .	3	1	0	4	1	3	98
Causes indéterminées. .	»	»	»	18	»	»	»
Totaux.	70	45	56	196	42	136	

La *coqueluche* a continué ici pendant presque tout l'hiver ; les parents des petits malades venant peu consulter le médecin pour cette maladie et le faisant appeler encore moins souvent, il m'a été assez rarement donné de l'observer ; je peux dire cependant qu'elle a présenté peu de gravité et qu'il est permis de supposer que, les trois décès qui lui sont attribués ont été plutôt causés par des complications ou par des maladies intercurrentes.

Les *états muqueux* ont été très-fréquents pendant le mois de février ; le temps a pourtant été très-beau pendant ce mois-là. L'état muqueux étant plutôt une maladie d'été que d'hiver, on pourrait se demander si sa fréquence ici en février ne serait pas due à cette beauté du temps elle-même. Outre le grand nombre de fièvres muqueuses légères que j'ai observées pendant ce mois-là, j'ai encore constaté que l'état muqueux venait compliquer presque toutes les maladies internes que je soignais alors et rendre leur diagnostic souvent très-difficile au début.

J'ai, pendant ce trimestre, vu sept cas de *fièvre inter-*

(1) Maladies du système nerveux, érysipèle, dentition.

mittente; mais dans deux seulement d'entre eux cette maladie avait été contractée à Cannes où elle est très-rare; dans les autres, elle se montrait chez des habitants d'une commune voisine où cette fièvre règne à l'état endémique.

Les affections aigues et chroniques de l'*estomac* se sont encore montrées souvent et il en a été de même des affections du *tube intestinal* qui, comme je vous l'avais déjà fait remarquer, il y a trois mois, sont une des causes de mort les plus actives à Cannes.

Les affections aigues et graves des poumons ont encore été, au contraire, d'une rareté étonnante. C'est ainsi que, pendant le trimestre, la *pneumonie* et la *pleurésie* ensemble, n'ont donné lieu qu'à quatre décès sur une population qu'il est difficile de compter au juste, en hiver, mais qu'on peut évaluer à plus de 25,000 âmes. J'insiste sur ce fait parce qu'il est, selon moi, une caractéristique de notre climat et qu'il constitué le plus bel éloge qu'on puisse en faire.

Je n'en dirai pas autant des *catarrhes*, des *bronchites aigues* et des *angines*. Si ces diverses maladies n'ont donné qu'une dizaine de morts, elles ont été cependant excessivement nombreuses. Leur fréquence est due, je n'en doute pas, à la beauté habituelle du temps qui fait que nous nous croyons presque toujours en été et que nous ne prenons pas assez de précautions contre ce créancier qui renonce difficilement à ses droits et qu'on nomme l'hiver; elle est encore due aux variations de température qui sont telles chez nous que, dans une promenade, nous passons, sans y prendre garde, de 40 ou 42 degrés au soleil à 7 ou 8 degrés à l'ombre.

Les 61 décès attribués à la *phthisie pulmonaire* se décomposent en 36 décès constatés chez des étrangers venus à Cannes déjà atteints de cette maladie à un degré plus ou moins avancé et, en général, trop malades pour profiter des avantages de notre climat; en 15 décès constatés chez des italiens tués par la misère et les privations; enfin en 10 décès seulement constatés chez des gens du pays proprement dits.

La phthisie pulmonaire n'a donc, pendant ce trimestre

d'hiver, guère causé que le 7 ou le 8 0/0 des morts parmi nos indigènes ; d'après la moyenne de quelques semaines prises au hasard, pour la même époque dans le bulletin hebdomadaire du *Paris médical* d'un côté, et dans celui de la *Presse médicale Belge* de l'autre, je trouve que la proportion des décès causés par la même maladie a été de 13 0/0 à Paris et de 15 0/0 à Bruxelles.

D'une manière générale c'est surtout en janvier que les décès par phthisie ont été nombreux ; leur total a égalé pendant ce mois-là, presque le triple des décès dus à la même cause pendant le mois de février, et l'examen du tableau météorologique nous montre que le nombre des jours couverts ou brumeux a été environ trois fois plus grand en janvier qu'en février, de même que la quantité de pluie tombée en janvier a été beaucoup plus de trois fois plus grande que la quantité tombée en février. En mars, il est mort environ deux fois plus de phthisiques qu'en février ; les jours de mauvais temps ont été aussi environ deux fois plus nombreux. Le nombre des décès par phthisie a donc été presque exactement proportionnel, pour chaque mois, au nombre des jours couverts ou brumeux. La température a, cependant, suivi une marche ascendante à partir du 1er janvier ; l'influence de l'humidité sur la terminaison de la phthisie pulmonaire a donc été beaucoup plus fâcheuse que celle de l'abaissement de la température et ainsi pourrait peut-être s'expliquer surtout l'action favorable sur cette maladie de notre pays où le trimestre dernier ne nous a donné que 15 jours de temps humide pour 65 jours de soleil dont 60 sans nuages.

Si je compare ces décès au temps considéré en détail, j'arrive à peu près à la même conclusion. Ainsi du premier au 15 janvier la phthisie pulmonaire a donné 12 décès et, si pendant cette période la température moyenne a été d'environ 8°, c'est pendant le même temps que nous avons eu presque tous les jours de pluie et d'humidité du mois. Du 24 au 31 janvier, 9 décès sont dûs à la phthisie et pendant deux jours de cette nouvelle période, les collines qui nous entourent de près ont, très-exceptionnellement, été blanches de neige. Remarquons enfin que dans les dix premiers

jours du mois de mars la maladie qui nous occupe a donné
dix morts et que pourtant le temps était très-beau à cette
époque ; mais si la température moyenne était, pour les 24
heures de 13° à l'ombre, la chaleur était très-considérable
pendant le jour, tandis que les soirées étaient très-fraîches.
L'humidité et les variations de température nous semblent
donc, au point du vue météorologique, avoir été, pendant
ce trimestre, les deux principales causes de mort pour les
phthisiques.

Quant aux vents il m'est impossible de leur trouver ici
une influence sérieuse, pas plus sur la phthisie pulmonaire
que sur les autres maladies, du moins pour le dernier trimestre.

J'ai observé beaucoup de *scrofules*, mais presque toujours chez des gens pauvres, mal nourris, mal logés et
venus de certaines vallées malsaines et humides du Pié-
mont, tandis que cette diathèse est très-rare chez les an-
tochtones et qu'il me serait facile de démontrer l'influence
excellente de notre climat sur elle. L'*anémie* et la *chlo-
rose* sont, au contraire, plus fréquentes chez les indigènes
de Cannes qui passent toute l'année ici et qui sont dès-lors
soumis aux mêmes causes de maladies, mais très-atténuées,
que les habitants des pays chauds ce qui n'empêche pas
ces deux états morbides d'être très-favorablement modifiés
quand il se présentent chez des habitants du Nord qui
viennent passer la saison d'hiver ici.

Veuillez agréer etc.

Dr BERNARD, de Cannes.

2me TRIMESTRE DE 1881.

Paris, 1er juillet 1881.

Monsieur le directeur ,

Comme pour le trimestre dernier, je commence par vous
transmettre ci-dessous un tableau résumé de la météorologie à Cannes et un tableau de la mortalité auquel je crois
utile, pour les raisons que je vous ai données dans ma der-

nière lettre, de joindre le relevé des maladies que j'ai observées moi-même.

Météorologie.

	Avril.	Mai.	Juin.	
Moyenne thermo-métrique. . . .	14,5	18,2	25,6	Moyenne du tri-mestre : 19,4.
Moyenne baromé-trique.	758,5	763	761,5	Moyenne du tri-mestre : 761.
Vents domi-nants et nombre de jours pen-dant les-quels ils ont régné. — N . .	1	0	0	1
N-E .	0	0	0	0
E. . .	6	2	3	11
S-E .	3	1	1	5
S. . .	8	11	9	28 — Totaux du trim.
S-O. .	4	3	2	9
O. . .	1	0	6	7
N-O .	0	0	1	1
calme	7	14	8	29
Etat du ciel. — Complétemt couvert. .	4	2	2	8
Brumeux . .	2	4	1	7 — Totaux du trim.
Beau	10	6	9	25
Très beau . .	14	19	18	51
Quantité de pluie.	20	27	9	Total du trim. : 56mm

Mortalité.

	Avr.	Mai	Juin.	Total.	Etrʳˢ	Gens du pays.	Mor-bidité
MALADIES MIASMATIQUES ET ÉPIDÉMIQUES							
Coqueluche	0	1	0	1	0	1	4
Fièvre typhoïde . . .	0	1	2	3	0	3	2
Varioloïde.	0	0	0	0	0	0	3
MALADIES SAISONNIÈRES							
Apoplexie cérébrale. . .	1	6	4	11	0	11	6
Pneumonie	2	3	0	5	0	5	6
Pleurésie	1	1	0	2	0	2	2
Catarrhe, bronchite . .	2	2	5	9	0	9	18
Affections du cœur. . .	4	4	1	9	0	9	2
Entérite, diarrhée, dys-senterie	2	3	10	15	1	14	8
Affections du foie. . .	2	2	1	5	1	4	3
Embarras gastrique, état muqueux	0	0	0	0	0	0	71
Affections de l'estomac .	2	1	0	3	1	2	4

	Avr.	Mai	Juin.	Total	Etr⁣ᵍᵉʳˢ	Gens du pays.	Mor-bidité
Fièvre intermittente . .	0	0	0	0	0	0	6
Céphalalgie, névralgie .	0	0	0	0	0	0	16
Rhumatismes	0	1	2	3	0	3	11
Méningite, encéphalite .	3	5	6	14	0	14	3
Angine	0	0	0	0	0	0	12
MALADIES TUBERCULEUSES							
Phthisie pulmonaire. .	12	11	9	32	15	17	17
Phthisie laryngée . . .	1	0	1	2	0	2	1
MALADIES DIVERSES							
Sénilité.	3	1	1	5	0	5	6
Eclampsie	0	1	1	2	0	2	4
Athrepsie	1	3	0	4	0	4	9
Couches , maladies des femmes, dystocie. . .	4	2	1	7	0	7	11
Cancers	0	2	0	2	1	1	2
Syphilis et maladies vénériennes	0	0	0	0	0	0	14
Fractures, chûtes, etc .	3	0	4	7	0	7	72
Scrofule.	0	0	0	0	0	0	8
Adénites ; parotidité . .	0	0	0	0	0	0	12
Maladies de peau. . . .	0	0	0	0	0	0	11
Anémie	1	1	0	2	0	2	22
Causes diverses (1) . . .	2	3	0	5	3	2	33
Causes indéterminées, morts-nés	»	»	»	5	»	»	»
Totaux	46	54	48	153	22	126	

Ce qui ressort d'abord de ce tableau, si on le compare à
celui du trimestre dernier c'est une diminution notable
dans le chiffre de la mortalité et dans celui de la morbidité. Cette diminution est due au départ de notre colonie
étrangère, départ qui s'effectue pend ant le commencement
de ce trimestre.

Ce départ fait que le nombre des décès dus à la phthisie
pulmonaire va en diminuant et cette raison rend moins
significatf le fait qui ressort de ce tableau, à savoir que le

(1) Maladies du système nerveux, érysipèle, dentition.

nombre des décès a été presque exactement encore inversement proportionnel au nombre des jours de beau temps.

Le nombre des entérites, des embarras gastriques, des diarrhées, etc., que j'ai déjà signalés comme caractérisant médicalement notre pays, va, au contraire, en augmentant avec la température.

Parmi les maladies qui ont présenté une fréquence insolite à Cannes, durant le dernier trimestre, je citerai :

L'*urticaire* qui s'est montré souvent à la fin du mois d'avril, sans que rien, dans l'état météorologique pût expliquer la fréquence de cette éruption ; je ne l'ai vu que sept fois comme maladie essentielle, mais je l'ai vu souvent aussi se montrer comme phénomène intercurrent d'autres maladies et, en particulier, de maladies du tube intestinal ;

L'*adenite cervicale* et spécialement la parotidite qui a été très-fréquente à la fois au mois d'avril et au commencement du mois de mai ;

L'*angine simple* qui, sans gravité, s'est montrée aussi souvent que la maladie précédente ; enfin le simple embarras gastrique et la *fièvre muqueuse* qui ont donné lieu a une véritable épidémie, mais épidémie bien bénigne, puisque aucun décès n'a pu être attribué à l'une de ces deux causes.

La *pneumonie* et la *pleurésie* ont, ensemble, causé 7 décès, tandis qu'il ne leur en était dû que 4 pendant le dernier trimestre ; le passage du froid relatif de l'hiver aux fortes chaleurs de nos étés, les variations de température qui se produisent pendant nos printemps sont les causes de cette légère augmentation.

J'ai observé de nombreux cas d'*anémie*, mais je dois vous faire remarquer que c'était, pour la plus grande partie chez des femmes de chambre ou des cuisiniers d'hôtels ou de grandes familles, gens que leur profession tient souvent, pour la cuisine ou pour le repassage, devant leurs fourneaux où ils sont plus ou moins empoisonnés par l'oxyde de carbone.

Je pourrais faire une remarque analogue à propos des *maladies de peau* : la plupart de celles que j'ai constatées existaient chez des ouvriers maçons venant à ma consultation gratuite de la Société italienne de Bienfaisance et étaient de véritables eczémas produits par le contact du ciment. Il en est de même pour la scrofule que je rencontre aussi presque toujours chez de malheureux piémontais venant à la même consultation.

Quant au nombre élevé de blessures et de maladies chirurgicales que j'ai à relater, il est bien évident qu'il ne peut rien avoir de commun avec la constitution médicale de Cannes : il vient, tout simplement, de ce que, comme médecin de nombreuses compagnies d'Assurances, j'ai tous les jours et souvent plusieurs fois par jour, à constater et à soigner des accidents frappant les maçons, les tailleurs de pierre, les charpentiers et les ouvriers de tout genre qui travaillent en si grand nombre à nos nombreuses constructions.

Veuillez agréer etc.

Dr BERNARD, de Cannes.

3me TRIMESTRE DE 1881.

Cannes, 1er octobre 1881.

Monsieur le directeur ,

Ayant passé hors de Cannes presque tout le trimestre qui vient de s'écouler, je ne peux, aujourd'hui, joindre à mon tableau de la mortalité celui de la morbité approximative c'est-à-dire celui des maladies que j'ai observées moi-même. Je m'en tiendrai donc à un simple relevé des causes de décès, en ne divisant même pas leur total en ètrangers et en gens du pays, les étrangers étant loin de nous en été. Je dois cependant vous faire remarquer que notre population estivale est presque à moité constituée par des ouvriers piémontais dont les familles figurent pour une large part dans l'ensemble de nos morts.

Météorologie.

	Juillet.	Août.	Sept.		
Moyenne thermo-métrique . . .	26,8	25,6	20,9	Moyenne du tri-mestre : 24,4.	
Moyenne baromé-trique. . . .	764,9	762,3	761,8	Moyenne du tri-mestre : 763.	
Vents domi-nants et nombre de jours pen-dant les-quels ils ont régné — N . .	1	2	1	4	
N-E .	0	1	0	1	
E. . .	2	5	1	8	
S-E. .	4	6	6	16	Totaux du trim.
S. . .	0	0	0	0	
S-O. .	0	0	0	0	
O. . .	2	1	2	5	
N-O .	7	9	12	28	
calme	15	7	8	30	
Etat du ciel. — Complètem^t couvert. .	1	0	3	4	
Brumeux. .	1	3	2	6	Totaux du trim.
Beau	6	6	5	17	
Très beau. .	23	22	20	65	
Quantité de pluie.	0	0	4	Total du trim. : 4^m.	

Mortalité.

	Juillet.	Août.	Sept.	Total.
MALADIES MIASMATIQUES ET ÉPIDÉMIQUES.				
Coqueluche	1	1	0	2
Fièvre typhoïde	0	2	0	2
Rougeole	0	2	0	2
MALADIES SAISONNIÈRES.				
Apoplexie et congestion cérébrale.	4	3	1	8
Pneumonie	1	0	0	1
Catarrhes, bronchites.	3	0	2	5
Affections du cœur	2	0	2	4
Eutérite, diarrhée, dyssenterie. .	20	16	3	39
Aflections du foie.	1	1	1	3
Affections de l'estomac	0	1	0	1
Fièvre pernicieuse	1	1	0	2
Rhumatisme et paralysie générale	0	1	2	3
Méningite	1	3	0	4
Angine	1	0	1	2

	Juillet.	Août.	Sept.	Total.
MALADIES TUBERCULEUSES.				
Phthisie pulmonaire	7	9	1	17
MALADIES DIVERSES.				
Senilité	1	0	1	2
Eclampsie	1	0	2	3
Athrepsie	2	0	3	5
Accouchem^{ts}, malad^{ie} des femmes.	0	1	3	4
Cancers	0	1	0	1
Fractures, chûtes, etc.	1	5	4	10
Scrofule.	0	0	I	1
Anémie	0	5	2	7
Causes diverses (1).	3	4	0	7
Causes indéterminées, morts-nés.	»	»	»	12
Totaux	50	56	29	147

Deux faits seulement, mais deux faits importants, ressortent de l'inspection de ce tableau : c'est que deux genres d'affections ont donné le plus grand nombre de décès et ont fait que, bien que notre population soit diminuée en été, le total des morts de ce trimestre est presque égal à celui du trimestre précédent. Ces deux sortes d'affections sont la phthisie pulmonaire et les affections du tnbe intestinal rangées sous la dénomination générale d'entérite.

La *phthisie pulmonaire* a donné un total de 17 décès dont 16 pour les mois de juillet et d'août, c'est-à-dire une moyenne que je trouve très-peu inférieure à celle des autres mois de l'année si je ne considère que les décès présentés par des gens du pays, en y comprenant les italiens. Cette remarque me semblerait prouver une fois de plus, s'il était permis de tirer une conclusion de l'examen d'une seule année, que si les climats tempérés, comme l'est celui de Cannes en hiver, sont ceux qui conviennent le mieux aux poitrinaires, les climats chauds, les températures élevées leur sont, au contraire, préjudiciables. En juillet, en effet, nous avons eu pour les 24 heures une moyenne thermomé-

(1) Erysipèle, dentition, affection des reins, hypertrophie de la rate, tétanos, iléus, etc.

trique de près de 27° et la phthisie pulmonaire nous a donné 7 décès ; en août la température a baissé d'environ 2°, il est vrai, mais ce refraîchissement de l'atmosphère n'a pas été suffisant pour que nos phthisiques aient pu en ressentir les bienfaits ; ils étaient, de plus, déjà fatigués par un long mois de chaleur et le nombre des morts dans leurs rangs s'est élevé à 9. En septembre, au contraire, il y a eu une chûte marquée de la température, l'état hygrométrique de l'atmosphère, sans arriver à une humidité fâcheuse, est devenu plus sédatif, plus émollient, pour ainsi dire, aussi n'avons-nous à enrégistrer qu'un seul décès dû à la phthisie.

Quant à l'entérite, c'est, nous le savons déjà, le genre de maladie qui apporte le plus fort contingent à notre obituaire. Je vous ai déja signalé la fréquence des affections du tube digestif à Cannes, mais ce que je ne vous ai encore signalé qu'en passant, bien que je l'eusse déjà remarqué pendant les années précédentes, c'est la proportion notable dans laquelle s'accroissent ces affections pendant les mois les plus chauds de l'année. Les totaux des morts rapportés à cette cause pour la période annuelle dont j'essaie de vous tracer le tableau médical sont, en effet ; 17 pour le 4me trimestre de 1880 ; 10 pour le premier de 1881 ; 15 pour le 2me et 39 pour le 3me, c'est-à-dire pour l'été. Mieux encore que pour la phthisie pulmonaire la relation est frappante entre l'élevation de la température et le nombre de décès dus à l'entérite. Nous relevons, effectivement, 20 décès de ce genre en juillet, 16 en août et nous n'en avons plus que 3 en septembre. Hâtons-nous de dire que la plus grande partie de ces cas mortels d'entérite se présente chez des enfants âgés de moins de deux ans et que la dentition joue un rôle très-grand dans leur production. C'est ainsi que sur les 39 individus morts de cette maladie pendant ce trimestre, 5 seulement avaient dépassé cet âge en juillet, 2 en août et 1 en septembre, ce qui laisse un total de 31 enfants ayant succombé à des affections du tube intestinal. Si ces affections présentent une léthalité beaucoup moins considérable chez les adultes, elles ne semblent pas avoir été moins fréquentes chez eux et la plupart des malades que j'ai été appelé à voir depuis mon retour à Cannes en

étaient atteints; elles présentaient même chez un grand
nombre d'entre eux une forme nerveuse particulière et une
surexcitation cérébrale insolite, symptômes qui me semblent
devoir être attribués aux chaleurs prolongées de l'été.
Chez presque tous la maladie consistait en un simple embarras gastrique; chez d'autres, elle se prolongeait sous forme
de fièvre muqueuse, chez d'autres enfin elle aboutissait à la
fièvre typhoïde. Cette dernière forme n'a cependant jamais
eu une gravité bien redoutable puisque durant tout le trimestre, elle n'a donné lieu qu'à deux morts, chiffre infé-
rieur à celui des autres trimestres qui ont, en moyenne,
présenté chacun cinq cas de fièvre typhoïde. Je pourrais
répéter encore une fois ici que l'état gastrique venait compliquer presque toutes les maladies internes que j'ai observées moi-même et que cet état me paraît, plus encore que
pour le reste de l'année, avoir été la caractéristique de la
constitution médicale du trimestre qui vient de s'écouler.

Veuillez agréer, etc.

Dᵣ BERNARD, de Cannes.

TABLEAU RÉCAPITULATIF POUR L'ANNÉE 1880-1881

Météorologie

	Oct.	Nov.	Déc.	Janv.	Fév.	Mars.	Avril.	Mai.	Juin.	Juillet.	Août.	Sept.	
Moyennes thermo-métriques	19,2	14,0	13,3	7,4	10,3	13,4	14,5	18,2	25,3	26,8	25,6	20,9	Moyenne de l'année : 17,4
Moyennes baromé-triques	761,4	762,7	765,5	758,1	760,5	762,1	758,5	763	761,5	764,9	762,3	761,8	Moyenne de l'année : 761,8
Vents domi-nants et nombre de jours pen-dant les-quels ils ont régné. — N,NE	5	8	6	9	10	8	1	0		1	3	1	52
E,SE	11	3	11	11	3	11	9	3	4	6	11	7	90
S,SO	3	1	4	3	1	4	12	3	11	0	0	0	42
O,NO	8	9	8	8	9	8	1	0	1	9	10	14	85
Etat du ciel. Couvert	8	3	6	15	6	4	6	6	3	2	3	5	67
Beau.	9	11	7	2		3	10	6	9	6	6	5	74
Très-beau . . .	14	16	18	14	22	24	14	19	18	23	22	20	228
Quantité de pluie . .	15	104	2	69	17	13	20	27	9	0	0	4	Total de l'année : 280.

Totaux de l'année (N,NE / E,SE / S,SO / O,NO : 52, 90, 42, 85).
Totaux de l'année (Couvert / Beau / Très-beau : 67, 74, 228).

MORTALITÉ PAR LES PRINCIPALES MALADIES

	Oct.	Nov	Déc.	Jan.	Fév.	Mars.	Avr.	Mai.	Juin	Juil.	Août	Sep	Totaux de l'année.
Diphtérité et croup.	2	2	1	0	0	1	0	0	0	0	0	0	6
Coqueluche.	2	0	0	1	1	1	0	1	0	1	1	0	8
Fièvre typhoïde.	1	3	1	1	3	3	0	1	2	0	2	0	17
Affections aigues des poumons. { Pneumonie.	1	1	2	1	0	1	2	3	0	1	0	0	12
Pleurésie.	0	1	1	0	1	1	1	1	0	0	0	0	6
Eutérite, d'arrhée.	9	5	3	2	4	4	2	3	10	20	16	3	81
Phthisie pulmonaire { Étrangers (1).	5	8	9	15	6	15	6	5	4	3	4	0	80
Gens du pays (2).	1	2	3	12	4	9	6	6	5	4	5	1	58
Athrepsie.	0	3	2	5	3	1	1	3	0	2	0	3	23
Fièvres éruptives.	0	0	0	0	0	0	0	0	0	0	2	0	2
Affections du cœur.	3	2	2	2	4	2	4	4	1	2	0	2	28
Méningites.	0	0	0	3	2	1	3	5	6	1	3	0	24
Angines.	0	0	0	0	1	1	0	0	0	1	0	1	4
Suites de couches, mal^{ies} de femmes	1	0	0	1	0	1	4	2	1	0	1	3	14
Chûtes, fractures, etc.	1	0	1	3	1	1	3	0	4	1	5	4	24
Senilité.	1	1	1	3	2	1	3	1	1	1	0	1	16
Maladies tuberculeuses diverses.	0	0	1	0	1	3	1	0	1	0	0	0	7
Causes diverses.	18	12	8	21	12	10	10	19	13	14	17	11	163
Totaux.	36	40	35	70	45	56	46	54	48	50	56	29	571
Causes indéterminées.		18			18			5			12		53

Total général : 624.

(1) Y compris les ouvriers italiens.
(2) Y compris les personnes qui sont établies à Cannes, mais qui n'en sont pas originaires.